Dᴿ J. MAREUGE

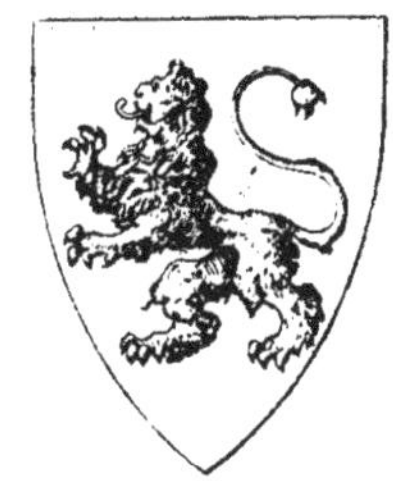

Contribution à l'Étude de la Désinfection des Appartements

DU ROLE ET DE L'IMPORTANCE

DE LA

SÉDIMENTATION DES GERMES ATMOSPHÉRIQUES

Dans l'Epuration totale des Pièces habitées

> « La *Désinfection*, c'est la prophylaxie, c'est la
> Médecine préventive, c'est la suppression d'une
> cause incessante d'aggravation de maladies con-
> firmées et de l'éclosion des maladies nouvelles;
> c'est par conséquent un *progrès* qui ne s'arrê-
> tera pas »
>
> VALLIN

LYON. — A. REY.

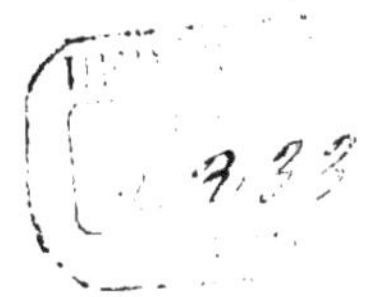

Contribution à l'Étude de la Désinfection des Appartements

DU ROLE ET DE L'IMPORTANCE

DE LA

SÉDIMENTATION DES GERMES ATMOSPHÉRIQUES

Dans l'Épuration totale des Pièces habitées

DU ROLE ET DE L'IMPORTANCE

DE LA

SÉDIMENTATION DES GERMES ATMOSPHÉRIQUES

Dans l'Épuration totale des Pièces habitées

PAR

LE DR J. MAREUGE

« La *Désinfection*, c'est la prophylaxie, c'est la
Médecine préventive, c'est la suppression d'une
cause incessante d'aggravation de maladies confirmées et de l'éclosion des maladies nouvelles;
c'est par conséquent un *progrès* qui ne s'arrê-
tera pas »

VALLIN

LYON

A. REY, IMPRIMEUR DE LA FACULTÉ DE MÉDECINE

4, RUE GENTIL, 4

1895

AVANT-PROPOS

L'idée de ce travail inaugural nous a été inspirée par
M. le professeur-agrégé Gabriel Roux. C'est dans son
laboratoire du Bureau d'hygiène que nous avons fait
toutes nos recherches, constamment guidé de ses conseils
éclairés et soutenu de ses encouragements. C'est une nouvelle preuve de son inépuisable bienveillance, ajoutée à
celles déjà nombreuses qu'il avait bien voulu nous donner
durant tout le cours de nos études.

Il ne nous appartient pas de faire l'éloge de notre
maître comme savant et comme bactériologue, après les
hommages qui déjà souvent lui ont été décernés par des
voix plus autorisées — mais ce que nous avons pu appré-
cier, et ce que nous voulons louer en lui, ce sont les qualités de cœur ; il a été pour nous plus qu'un maître, il fut

un ami. Aussi nous n'aurons garde d'oublier l'accueil sympathique que nous avons toujours rencontré auprès de lui, et nous nous souviendrons avec plaisir des heures heureuses passées sous son aimable direction. — Nous lui adressons ici nos plus vifs remerciements, avec la conscience toutefois de ne pas nous acquitter de la dette de reconnaissance contractée à son égard.

M. le professeur Gailleton, qui en sa double qualité de médecin et d'administrateur de la ville de Lyon s'intéresse d'une façon toute particulière aux choses de l'hygiène publique, a bien voulu accepter la présidence de cette thèse. C'est un grand honneur qu'il nous fait, et nous en avons ressenti tout le prix. Qu'il veuille bien nous permettre de l'assurer de notre respectueux attachement, et de lui dédier ce travail, le premier sorti de ce Bureau municipal d'hygiène, à la création duquel il a pris une si large part, et dont la ville de Lyon n'est plus à compter les services.

Merci enfin, à nos chers amis Marius Cornet et Victor Durand pour les marques d'inaltérable et sincère amitié qu'ils nous ont toujours prodiguées ; nous leur garderons un affectueux souvenir.

INTRODUCTION

On sait aujourd'hui d'une façon absolument certaine, que les facteurs étiologiques immédiats des maladies infectio-contagieuses sont des êtres vivants, les *microbes*, possédant en eux-mêmes la double propriété de se reproduire presque à l'infini et de déterminer chez l'homme les affections ou processus morbides les plus variés.

Il est parfaitement établi, d'autre part, que ces agents pathogènes peuvent exister en dehors de l'organisme et particulièrement dans son voisinage immédiat, rendant par cela même dangereux l'appartement occupé par le malade avec ses meubles, tentures, etc., et de façon plus générale tout ce qui s'est trouvé en contact immédiat avec lui (vêtements, linges, etc.).

Bien plus, une fois desséchés, ces germes sont susceptibles d'être soulevés par les courants aériens et maintenus plus ou moins longtemps en suspension dans l'atmosphère des pièces occupées par le malade. Mais, conformément aux lois de la pesanteur, ces bactéries, lorsque les conditions sont favorables, peuvent tomber et tendent alors à gagner les parties les plus basses et les plus déclives (sol, plancher, rebords des boiseries, etc.).

La théorie des germes morbides, édifiée par Pasteur et son école sur des expériences inébranlables, a conduit inévitablement l'hygiéniste à la recherche des procédés de destruction ou de disparition de ces agents infectieux. La *désinfection* était créée, et nous possédons actuellement des moyens d'action sûrs et efficaces pour détruire en même temps ou successivement la vitalité et la virulence de ces petits êtres, mais à l'expresse condition que nous puissions ou les atteindre directement et les impressionner avec les agents antiseptiques : physiques ou chimiques, ou les enlever en totalité mécaniquement (mie de pain, par exemple).

Pour être considérée comme vraiment efficace et sérieuse, la désinfection doit faire *disparaitre*, de façon ou d'autre, la *totalité* des *microbes nocifs*. Or, la sélection de ceux-ci d'avec les bactéries banales, inoffensives, qui se rencontrent constamment partout est *impossible;* le problème à résoudre consiste donc à provoquer la *disparition totale* de tous les *microbes* inoffensifs ou pathogènes qui peuvent exister là où l'épuration doit être faite.

La *désinfection* ainsi comprise et entendue, la seule capable de donner entière satisfaction à l'hygiéniste et au médecin est encore à trouver, et malgré les progrès incontestables réalisés, nous sommes bien loin encore d'obtenir l'*asepticité absolue, idéale* des locaux, meubles, vêtements et objets quelconques contaminés par un malade

atteint d'affection contagieuse. Les raisons de cette imperfection dans la pratique sont multiples : les unes tiennent au
modus operandi et à certaines difficultés d'exécution ; les
autres sont la conséquence du mode d'action des antiseptiques employés actuellement, et quelques-unes enfin nous
sont encore inconnues. Aussi longtemps qu'on n'aura pas
annihilé ces causes d'imperfection, on ne pourra pas
obtenir de résultats scientifiquement certains, et on devra
se contenter d'un *à peu près*, qui certes ne suffit pas
lorsqu'il s'agit des intérêts de la santé publique.

Les recherches les plus urgentes, pouvant justifier des
réformes indispensables, doivent donc porter sur ce côté
de l'histoire de la désinfection, et ce n'est qu'en étudiant
à fond chacune des causes d'imperfection auxquelles nous
venons de faire allusion, qu'on aura chance de découvrir
un moyen pratique de la faire disparaître.

Parmi ces causes d'imperfection, l'une des plus importantes et qui apparaît dès le début de l'opération est celle
du maintien en suspension dans l'air des fines particules
poussiéreuses et des bactéries ou moisissures qui y sont
mêlées. Ce phénomène est dû aux mouvements plus ou moins
rapides imprimés à l'air des pièces d'appartement, grâce
à cette croyance populaire et même scientifique : que les
pièces venant d'être occupées par un malade contagieux
doivent être largement ouvertes et aérées.

Sans vouloir discuter le principe de l'action bienfai-
sante de l'apport d'air nouveau et d'oxygène, comme
aussi de l'action des rayons solaires, principe qui est
incontestable, mais que l'on ne devra observer qu'une fois la
désinfection opérée, nous ferons remarquer qu'une semblable manière de faire peut être nuisible de deux façons

différentes : 1° en permettant aux germes morbides d'être entraînés hors de la chambre contaminée et de pénétrer ainsi dans les appartements du voisinage ; 2° en maintenant dans la pièce polluée des courants aériens qui s'opposeront à tout dépôt, toute sédimentation des poussières et des germes.

Or, quel que soit le procédé de désinfection auquel on donne la préférence (sauf ceux basés sur la diffusion de vapeurs), on n'a aucune ou presque aucune action sur les germes maintenus en suspension, lesquels représentent cependant un chiffre considérable. — De sorte qu'en admettant même que toutes les bactéries déposées sur le plancher ou adhérentes aux parois aient été détruites, il y en aura toujours un grand nombre, celles de l'atmosphère, qui resteront indemnes. Il sera par conséquent, impossible de considérer l'appartement comme vraiment désinfecté. Le seul moyen que l'on ait d'éviter semblable chose est de provoquer une précipitation aussi complète que possible, totale même, de tous les corpuscules en sus - pension, afin qu'une fois adhérents aux surfaces accessibles, par conséquent on ait sur eux l'action cherchée. Or, cette précipitation est très facilement obtenue, si l'on s'en rapporte aux expériences de Miquel et de quelques autres, grâce à la sédimentation naturelle, normale qui s'opère dans une atmosphère à l'état d'absolu repos, comme elle se ferait dans une masse d'eau stagnante. — Il est un autre moyen de provoquer peut-être plus rapidement, mais incomplètement, cette précipitation des germes atmosphériques ; ce moyen qui se trouve intimement lié à l'opération même de la désinfection, telle qu'elle se pratique le plus souvent, n'est autre que la pulvérisation de liquides antiseptiques, laquelle agissant à la façon d'une pluie fine rabat les poussières, et les précipite sur le sol. Nous montrerons par toute une série d'expériences spécialement dirigées dans ce sens quelle est l'importance réelle de ce moyen de précipitation, importance qui justifierait à elle seule la préférence accordée par la plupart des hygiénistes à la pulvérisation sur les lavages. Mais, nous le répétons, cette sédimentation provoquée artificiellement est très incomplète. Telle quelle cependant, surtout en associant son action à celle de la sédimentation naturelle dans une atmosphère au repos, on a chance d'obtenir une asepticité presque absolue de l'air des appartements contaminés, à la condition, bien entendu, qu'on ait pris soin au préalable d'humecter fortement les planchers, et les parties inférieures des parois de la pièce. On comprend facilement, en effet, que si, dans une pièce renfermant par exemple 12.000 bactéries en suspension dans l'atmosphère, 6000 se sont déjà précipitées naturellement par le repos, la pulvérisation en abattant environ les deux tiers, 2000 seulement persisteront, tandis que, si la sédimentation normale ne s'était pas opérée au préalable il y en aurait eu le double soit 4000. Or, il est possible, en combinant les deux procédés, d'arriver à un chiffre beaucoup plus bas et se rapprochant presque de 0. Il suffit, pour obtenir ce résultat, de prolonger, d'une part, la sédimentation naturelle en maintenant la pièce close et au repos absolu pendant au moins vingt-quatre heures, et en donnant, d'autre part, à la pulvérisation une durée un peu plus grande.

Une difficulté pratique se présente malheureusement ici, qui est presque insurmontable à l'heure actuelle dans toutes les villes de France : elle réside en ceci : que la très grande majorité des appartements que l'on doit désinfecter étant occupée par des familles d'ouvriers généralement assez nombreuses, et qui d'ordinaire n'ont à leur disposition qu'une seule pièce ou un nombre de pièces relativement restreint comparativement à celui des occupants, la désinfection doit être faite les habitants étant présents et ne pouvant dans tous les cas pas abandonner le local même pendant vingt-quatre heures, temps nécessaire pour permettre à la sédimentation naturelle de s'opérer à peu près complètement. Pour remédier à cet inconvénient, il serait nécessaire de créer des *postes sanitaires*, dans le genre de celui qui existe déjà depuis longtemps à Bruxelles, qui ont précisément pour but de recueillir les familles ouvrières pendant tout le temps nécessaire à la désinfection de leurs logements. Du reste la création de ces postes s'imposera absolument et à bref délai le jour où sera introduit dans la pratique l'usage de certaines vapeurs, encore à l'étude, telles que celles de *formaldéhyde* par exemple, vapeurs qui certainement rendront l'appartement inhabitable pendant un certain temps.

Ces quelques considérations, en montrant *a priori* le rôle de la sédimentation, justifient assez l'étude spéciale que nous avons consacrée à ce point particulier de la désinfection.

Nous avons en effet cherché dans ce travail à déterminer expérimentalement et de façon aussi précise que possible le rôle de la pulvérisation, telle qu'elle est pratiquée journellement, dans le processus de la sédimentation des poussières maintenues en suspension dans l'atmosphère des pièces habitées des bactéries ou des moisissures qui s'y trouvent mêlées. Nous avons aussi tenté de déterminer quelques-unes des conditions de la sédimentation naturelle. Enfin nous avons profité des nombreuses analyses quantitatives qu'il nous a fallu effectuer, pour nous rendre compte, dans des conditions beaucoup plus pratiques et se rapprochant davantage de la réalité que celles dans lesquelles on s'était placé jusqu'ici, de la valeur désinfectante des solutions de sublimé à 2/1000.

Mais avant d'exposer nos propres recherches, nous esquisserons un tableau rapide de l'histoire de la désinfection, et nous présenterons la bibliographie de ce qui a été tenté jusqu'ici dans l'étude de la sédimentation, histoire et bibliographie que nous ferons suivre de quelques considérations spéciales.

DU ROLE ET DE L'IMPORTANCE

DE LA

SÉDIMENTATION DES GERMES ATMOSPHÉRIQUES

DANS L'ÉPURATION TOTALE DES PIÈCES HABITÉES

CHAPITRE PREMIER

La désinfection des locaux, destinée à détruire les germes existant dans l'air et dans les poussières d'un appartement, est, parmi les pratiques de l'hygiène prophylactique, l'une des plus anciennement connues.

Dès la plus haute antiquité, en effet, les hommes se sont efforcés de lutter contre les mauvaises odeurs, qu'ils considéraient comme la source de nombreuses maladies pestilentielles et miasmatiques. C'est dans cette préoccupation qu'il faut chercher l'origine de cette pratique, vieille comme le monde, que l'on pourrait appeler la *désodorisation*, pratique qui, sous des noms divers et avec des agents différents, s'est conservée à travers les âges jusqu'à la période actuelle.

Les *fumigations sulfureuses*, employées par Ulysse

pour la purification de son palais, sont relatées dans Homère
(*Odyssée*, chant XXII). Hippocrate et les médecins de son
époque leur appliquent le qualificatif d'*antiloïmiques*,
c'est-à-dire d'antipestilentielles, qui montre bien en
quelle estime on les tenait alors comme agents d'épuration.

Chez les Grecs et chez les Romains, les *parfums*, les
aromates de toutes sortes sont fort en honneur. Leur usage
se retrouve du reste au moyen âge, et leur emploi est
parfaitement réglementé par les pouvoirs publics comme
en témoignent, entre autres documents, les lettres
patentes par lesquelles le roi Henri III organisait, le
3 septembre 1581, le *Bureau de santé* de la ville de
Lyon ; il est parfois même poussé à l'excès, au moment
des épidémies, par les médecins du temps qui n'abor-
daient les pestiférés que le visage recouvert d'un masque
dont le nez proéminent était bourré de parfums spéciaux.

Durant toute cette période, ce n'est donc pas toujours
l'empirisme le plus grossier qui préside à ces pratiques
de purification, et il est intéressant de constater aujour-
d'hui, que la plupart de ces aromates, considérés non
comme désinfectants mais comme désodorisants, étaient
en réalité composés d'essences diverses, auxquelles des
expériences récentes ont attribué un pouvoir antiseptique
considérable.

Mais il faut arriver au mémoire de Pringle *(les Subst.
septiques et antiseptiques*, 1750), et surtout aux découvertes chimiques de Priestley, Lavoisier, Scheele, Gay-
Lussac, etc., pour voir l'étude des désinfectants entrer
dans une voie nouvelle et plus scientifique.

Puis, de chimique la désinfection devient bientôt biolo-
gique, et véritablement méthodique et raisonnée, le jour

où la *Microbie* a fourni à l'étiologie des maladies infec-
tieuses des données précises et rigoureusement prouvées.
L'étude expérimentale de la désinfection des appartements,
en particulier, est née des remarquables découvertes de
Pasteur[1] sur les corpuscules organisés de l'atmosphère,
et des savantes recherches de Miquel[2] sur les bactéries
de l'air.

Cette étude est donc toute moderne, nous pourrions dire
presque contemporaine; et cependant son importance bibliographique est déjà telle, qu'il est difficile de con-
denser les nombreux travaux dont elle a fait l'objet dans
tous les laboratoires du monde savant. La liste est longue,
en effet, des agents liquides ou gazeux, qui ont été tour
à tour vantés comme des désinfectants de premier
ordre, puis combattus, et enfin ont déchu de leur répu-
tation.

L'acide sulfureux est, parmi tous ces désinfectants,
celui qui a eu les fortunes les plus diverses. On sait déjà
de quelle vogue il jouissait chez les anciens, et jusqu'en
1880 aucune note discordante ne s'était encore élevée
contre son pouvoir antiseptique. Vallin le recommande
dans son *Traité de la désinfection et des désinfectants*,
1882, « comme l'un des agents les plus efficaces, les plus
économiques et les plus facilement applicables ».

Dujardin-Beaumetz[3] dans un rapport à l'Académie en
1884 et plus tard dans un ouvrage sur l'hygiène, Janssens[4]

---

[1] Pasteur, *Comptes rendus Académie des Sciences*, 1863.

[2] Miquel, *Annuaire de Montsouris*, 1876 et suivants.

[3] Dujardin-Beaumetz, *Bulletin de l'Académie*, 1884. *L'Hygiène prophylactique*, Paris, 1888.

[4] Janssens, *Congrès international d'hygiène*, Vienne, 1887.

au Congrès de 1887, Dubief, Brulh et Gaillard[1] par des expériences plus récentes, l'ont aussi défendu de leur mieux. Mais déjà fortement minées par les publications de Schotte et Gœrtner[2], de Wolffhügel[3], et le rapport de Richard[4] au Congrès de Vienne, les vapeurs de soufre ont été définitivement discréditées par les recherches de Thoinot[5] et de Cassedebat[6]. Ces auteurs, ont en effet, donné des preuves sinon de l'inefficacité, tout au moins de l'infidélité du soufre, et montré que cette désinfection par l'acide sulfureux, appliquée aux logements proprement dits, était illusoire et peu pratique. Aussi, le soufre a-t-il presque complètement disparu de la liste des désinfectants chimiques et son emploi, sauf à Bruxelles, est généralement abandonné, malgré la tentative faite encore tout récemment par Reichter et Legros[7] en faveur de l'anhydride sulfureux.

Les divers désinfectants gazeux plus ou moins anciennement préconisés sont pour la plupart du reste à rejeter. Les *fumigations nitriques* et *chlorhydriques* que Guyton-Morveau, dit Vallin, considérait comme son plus beau

[1] Dubief, Brulh et Gaillard, Désinfection des locaux par le gaz ac. sulfureux (*Bulletin de Thérapeutique*, 1889).

[2] Schotte et Gœrtner, *Deutsche Viert. für œft. Gesundheitspflege*, Francfort, 1880.

[3] Wolffhügel, *Mittheil. aus den k. Gesundheitsame*, Berlin, 1882.

[4] Richard, *Congrès de Vienne*, 1887.

[5] Thoinot, Etude sur la désinfection par l'acide sulfureux (*Annales d'hygiène*, 1890).

[6] Cassédebat, *Revue d'hygiène*, 1891.

[7] Reichter et Legros, *Presse médicale belge*, 1894.

titre de gloire, aussi bien que les vapeurs d'*acide hypo-azotique* étudiées dès 1871 par Girard et Pabst, et mises par Payen[1] au premier rang des agents destructeurs des germes infectieux, n'ont eu qu'une durée tout à fait éphémère. C'est qu'en effet, indépendamment de leur inefficacité démontrée par Sanarelli[2], leur odeur pénétrante fait obstacle à leur application dans la désinfection des locaux habités.

Il en est de même du reste pour l'*acide phénique* qui, outre cet inconvénient, présente encore celui d'être toxique et même caustique. Cependant, introduit par Lister dans la pratique chirurgicale dès le début de l'antisepsie, il a passé longtemps pour le désinfectant par excellence. L'expérimentation, il est vrai, lui a été en général favorable : Gartner et Kuemell[3] ont montré son action destructive incontestable. Plus près de nous, Remouchamps et Sugg de Gand[4], de Christmas[5], et enfin Laveran et Vaillard[6] ont fait voir le parti que l'on pouvait tirer de cet agent, surtout en l'associant à d'autres substances antiseptiques. Les Allemands, du reste, donnent encore

[1] Payen, *Comptes rendus Académie des Sciences*, 1871.

[2] Sanarelli, Il valore delle sostanze Gassose impiegate nella desinfezione degli ambienti *(Giornale della Reale Società Italiana d'Igiena*, 1891).

[3] Gartner et Kuemell, *Semaine médicale*, 1885.

[4] Remouchamps et Sugg, *Mouvement hygiénique*, Bruxelles, 1890.

[5] De Christmas, Sur quelques mélanges antiseptiques et leur valeur microbicide *(Annales Institut Pasteur*, 1892).

[6] Laveran et Vaillard, *Comptes rendus de la Société de biologie*, 1893.

la préférence à l'acide phénique comme solution désinfectante ordinaire.

Toutes ces substances écartées, celle qui, parmi les agents chimiques utilisés dans l'épuration des pièces habitées, a joui de la faveur la plus grande et la plus continue est sans contredit le *sublimé* (bichlorure de mercure). Bactériologues et hygiénistes ont exalté à l'envi son pouvoir microbicide établi dès 1881 par les recherches de Jalan, de la Croix[1] et de Koch[2], et confirmé par celles de Miquel[3] et de bien d'autres. Le mode d'emploi en fut réglé quelques années plus tard : la méthode des *vapeurs* de sublimé (ne pas confondre avec le *spray*), proposée d'abord par le professeur Kœnig (de Göttingen) était battue en brèche l'année suivante par Heraeus et Kreibohm[4].

C'est en 1886 que Guttmann et Merke[5] imaginaient le *spray* et démontraient par leurs expériences à l'hôpita Moabit que les pulvérisations de sublimé à 1/1000 constituent le meilleur désinfectant pour les locaux. Laplace[6] prouvait en 1887 que la puissance du sublimé pouvait être accrue par l'addition d'acide chlorhydrique ou d'acide tartrique, comme elle l'est également par la chaleur.

[1] Jalan de la Croix, *Archiv. für experimentelle Pathologie*, t. XIII, 1881.

[2] Koch, *Ueber desinfection, in Mith. des k. Gesundheistsamte*, 1881.

[3] Miquel, *Annuaire de Montsouris*, 1883.

[4] Heraeus, Kreibohm, *Zeitschrifft für Hygiene*, I, 1886.

[5] Guttmann et Merke, Ueber desinfection von Wohnungen (*Wirchow's Archiv*, 1887).

[6] Laplace, *Archiv für Hygiene*, 1887.

Dès lors, son emploi s'est généralisé : depuis 1886, il est utilisé à l'hôpital-baraque Alexandre à Saint-Pétersbourg. En 1889, l'Académie de médecine et le Conseil d'hygiène de la Seine l'adoptent à Paris, sur avis favorable d'un des plus ardents défenseurs de la méthode, A. J. Martin qui écrit[1] : « Le sublimé étant de beaucoup le plus efficace et le plus facile à manier de tous les désinfectants chimiques dont on puisse se servir pour les logements, il doit être, suivant nous, toujours préféré dans ce cas ». L'année suivante, notre excellent maître le Dr G. Roux, chargé de la direction du Bureau d'hygiène, prescrivait à Lyon l'emploi de la solution de bichlorure de mercure à 2/1000 alors qu'auparavant on ne se servait que d'une solution au 1/1000.

Nombre de villes en France, en Angleterre, en Allemagne même ont depuis suivi cet exemple.

Le sublimé donc, malgré le reproche de toxicité qui lui était fait, reproche qui n'a été rien moins que prouvé, semblait avoir conquis dans la pratique de la désinfection une position inexpugnable, et cependant cette position était vivement attaquée dès 1889 par Geppert[2]. Des expériences bien conduites et confirmées au reste par Behring, Heider, et surtout Nissew[3] ont démontré que le sublimé est loin de posséder des propriétés désinfectantes aussi absolues que celles qui lui ont été attribuées. En réalité, il semble bien, surtout en se plaçant au point de vue de la pratique, que ce

---

[1] A.-J. Martin, La Désinfection des locaux (*Gazette hebdomadaire*, décembre 1890).

[2] Geppert, La Théorie des antiseptiques (*Klin. Wochenschrift*, 1889). *Sur les agents et les méthodes de désinfection*, 1891.

[3] Nissew, *Zeits. für Hygiene*, 1891.

désinfectant n'a pas réalisé toutes les espérances qu'avaient fondées sur lui les premiers observateurs. Peut-être y a-t-il lieu cependant de faire des réserves et d'attendre de nouvelles recherches ; il serait encore prématuré, croyons-nous, de le condamner définitivement.

Au sublimé, Geppert avait, dès ses premiers essais, cherché à substituer une substance plus énergique : le *chlorure de chaux* qui lui avait paru être « le meilleur désinfectant, parce qu'il offre la meilleure garantie pour un nettoyage parfait ». C'est aussi cette substance qui a été conseillée par Chamberland et Fernbach [1], en raison et de son efficacité et de son prix peu élevé.

A côté de ces méthodes principales, un grand nombre de procédés et d'agents de désinfection ont été proposés, qui pour une foule de raisons qu'il serait trop long de signaler, n'ont pas réussi à pénétrer dans la pratique. A ce groupe appartient la méthode dite *friction à la mie de pain*, imaginée par Esmarch [2] et appliquée pour la première fois en 1887 à l'Institut d'hygiène de Berlin, méthode très souvent encore employée en Allemagne et vraiment très efficace. Cronberg [3] lui a substitué les *frictions à l'éponge*, frictions qui du reste « endommagent les peintures, et qu'il vaut mieux remplacer par un badigeonnage au *lait de chaux*. » L'application du badigeon, déjà expérimentée par Jœgger (1889), a donné à Lapasset [4] de bons résultats dans la désinfection des murailles.

---

[1] Chamberland et Fernbach, la Désinfection des locaux (*Annales Institut Pasteur*, 1893).

[2] Esmarch, *Zeitschrift für Hygiene*, II, 1887.

[3] Cronberg, *Arch. für Hygiene*, XIII, 1892.

[4] Lapasset, *Revue d'Hygiène*, 1892.

Enfin, dans ces dernières années, on a cherché à utiliser
les propriétés antiseptiques d'un certain nombre de corps
nouvellement découverts. Van Ermenghem, Esmarch,
Gruber ont prôné les propriétés désinfectantes de la *créo-
line* Nocard, celles du *crésyl* : Gerlach, Remouchamps et
Sugg ont étudié le *lysol*. Les différents *crésols*, au reste :
solvéol solutol, *ortho* et *meta cresol*, ont fait l'objet d'un
mémoire très précis et très documenté de Hans Hammer[1]
De l'avis même de MM. Napias et Martin[2], le pouvoir
désinfectant de ces solutions est très considérable : « elles
ne sont ni caustiques, ni toxiques ; elles coûtent peu cher,
elles répondent donc à tous les desiderata des désinfectants pratiques. Il y a là des indications pour l'avenir ».
C'est du côté de ces produits dérivés de la houille que
se portent en effet aujourd'hui les investigations des expérimentateurs. C'est probablement là qu'il faut aller chercher un désinfectant *inoffensif, facilement applicable,* et
peu *coûteux,* toutes conditions déjà posées par Guttman
et Merke, et plus que jamais exigibles aujourd'hui où la
désinfection est devenue réellement publique. Cette pratique en effet, considérée en d'autres temps comme vexa-
toire, est, qu'on nous permette l'expression, en train de
passer dans les mœurs, depuis surtout que le législateur
par la loi sur la « Déclaration des maladies épidémiques »
semble, *ipso facto,* avoir voulu rendre la désinfection elle
aussi obligatoire. Son extension du reste est un gage de son
utilité, elle explique les recherches aussi nombreuses que
variées dont elle fait en ce moment l'objet. De ces études

---

[1] Hans Hammer, *Archiv für Hygiene*, 1891.
[2] Napias et Martin, *Encyclopédie d'hygiène*.

à l'ordre du jour, et déjà parues, l'une des plus considérables est bien celle que vient de publier le savant direc-
teur de l'Observatoire de Montsouris sur le pouvoir de
l'aldéhyde formique et de diverses essences dans la désinfection des poussières sèches.

Si multiples en effet sont les travaux récents sur la
désinfection des appartements, que nous avons dû nous
borner à citer seulement ceux qui nous paraissaient les
plus importants.

Cet historique, nécessairement incomplet, suffit cependant à montrer combien grande est la divergence de
vue des différents expérimentateurs, *tot capita, tot sen-
sus*, et combien l'accord est loin d'être fait sur cette question.

C'est avec raison que Richard écrit en son *Précis
d'hygiène* (1891) : « De toutes les branches de la désinfection, celle qui concerne les locaux est celle qui s'est
développée le plus lentement et a soulevé le plus de con-
troverses. »

Le problème reste donc à l'étude, car il faut bien le
reconnaître, les procédés actuellement les plus répandus
et le plus communément employés : *pulvérisation d'antiseptiques*, et *lavage direct des parois*, sont impuissants à
assurer une désinfection, nous ne dirons pas parfaite, mais
absolument efficace.

La *pulvérisation* produit, en effet, dans l'air d'un appartement ce que fait la pluie dans l'atmosphère ; elle entraîne
avec elle les germes, les abat et les fixe sur les parois du
local. Mais ces micro-organismes un moment déposés sous
l'influence de l'humidité sont bien vite repris par l'air, grâce
aux mouvements divers produits dans la pièce. Ils sont

repris avant même que l'antiseptique déposé par la pulvérisation sur les murs ait eu le temps d'exercer toute son
action ; leur vitalité pourra bien être amoindrie, mais leur
destruction sera incomplète.

D'autre part, le *lavage direct* des parois, quel que soit le
procédé employé : friction à l'éponge ou lavage avec une
solution désinfectante, a surtout pour objet d'enlever les
poussières déposées sur les murailles. Les germes répandus dans l'air ne sauraient donc être atteints; bien plus,
si l'on n'a soin d'humecter au préalable les parois, loin de
fixer les micro-organismes, le lavage contribuera à leur
dissémination. Cette opération, qui est absolument sans
action sur les bactéries de l'air d'une pièce habitée, ne
saurait non plus être efficace.

C'est qu'en effet, « si l'on veut réellement désinfecter,
dit Richard, il faut tuer les germes pathogènes qui adhè-
rent aux murs, au plafond, au plancher, et même ceux qui
flottent dans l'air. Pour atteindre ces derniers, une précaution bien simple suffit : on laisse le local fermé pendant deux ou trois heures : au bout de ce temps, tous les
germes pathogènes se sont déposés sur les parois, les
planchers et le mobilier, où il sera facile de les capturer,
*à la condition de pénétrer dans le local sans agiter
l'air* et de commencer par humecter toutes les surfaces ».

Vallin cependant, analysant un article de San Felice,
lequel a trouvé « un nombre plus considérable de microbes dans les maisons dont les fenêtres étaient ouvertes que
dans celles dont les fenêtres étaint fermées », dit, qu'il ne
faudrait pas inférer de ce fait en apparence paradoxal, pour
conclure qu'il est hygiénique de laisser les appartements

fermés. Dans ce cas particulier toutefois, où il s'agit d'une pièce contaminée, celui des deux auteurs qui paraît être dans le vrai est incontestablement Richard.

Dès le début même d'une opération de désinfection, le mouvement des opérateurs qui commencent en général par enlever les linges et autres objets destinés à l'étuve contribue pour une bonne part à la pollution de l'atmosphère dans laquelle la désinfection est opérée. La légèreté de ces poussières bacillifères laisse déjà entrevoir la facilité avec laquelle elles peuvent être déplacées.

La simple observation, d'autre part, de poussières enregistrées par un appareil de Miquel placé à l'intérieur du laboratoire, a pu nous permettre de nous rendre compte de cette extrême mobilité. Une différence bien tranchée existe d'abord entre la demi-circonférence inscrite pendant le jour, et celle inscrite pendant la nuit ; sous l'influence du repos l'arc de cercle est peu marqué. souvent même à peine visible. Dans la journée au contraire, l'agitation incessante détermine [sur l'enregistreur une teinte plus sombre. Çà et là même, sur ce cercle diurne des accentuations du trait indiquent de la façon la plus nette les opérations diverses effectuées dans la salle : balayage, déplacement d'appareils, etc., et autres mouvements plus prononcés. (Voir tracé I de notre planche.)

Nos tracés, en dehors de toute analyse bactériologique, montrent assez avec quelle extrême facilité se meuvent les poussières déposées sur les objets, les planchers et les meubles d'un appartement même fermé.

Or, dans la pratique de la désinfection il importe avant tout et dès l'abord, d'*immobiliser* les germes infectieux ou suspects. De même, en effet, qu'il est d'autant plus facile d'avoir raison d'un ennemi qu'on l'a enserré dans un espace plus restreint où ses mouvements sont en quelque sorte paralysés, de même aussi on arrive plutôt à détruire l'agent pathogène, l'ennemi de notre organisme dans la lutte contre la maladie, si l'on a soin de le cantonner dans l'appartement où a séjourné le malade et sur les points les plus accessibles à l'agent d'épuration. C'est pourquoi, l'intérêt de la désinfection exige que l'on condamne cette vieille habitude, encore recommandée par un certain nombre d'hygiénistes et de médecins, qui consiste à ouvrir toutes grandes les fenêtres d'un appartement aussitôt après le départ, la mort ou la guérison dans les cas de maladies contagieuses.

Cette aération est certes très utile, mais après la désinfection; avant, elle a un double et très sérieux inconvénient : elle constitue tout d'abord un facteur important dans l'extension de certaines épidémies, et cela parce qu'elle contribue à la diffusion des micro-organismes, diffusion extrêmement facile et rapide et qui se fait sous l'influence de causes multiples ; elle s'oppose ensuite, par les courants aériens qu'elle provoque, au dépôt et à la fixation des germes sur les parois de la pièce à désinfecter.

Il est donc nécessaire pour les besoins de la désinfection de laisser, avant d'y procéder et pendant un certain temps, l'appartement fermé, car, c'est seulement à cette condition et grâce à cette précaution, que s'opérera la sédimentation, dont la suite de cette étude établira l'importance.

CHAPITRE II

A voir les nombreux travaux qui, depuis le premier mémoire de Pasteur, en 1860, ont eu pour objet l'étude des germes atmosphériques, il semblerait que tout a été dit sur cette question.

La bactériologie de l'air, en effet, s'est enrichie d'une quantité considérable de découvertes, dont l'histoire se trouve admirablement faite, dans les diverses publications de Miquel [1].

Nombre de problèmes soulevés par l'existence des germes dans l'air atmosphérique, leur répartition dans le temps et dans l'espace, leurs oscillations horaires, journalières ou saisonnières, leurs qualités même et les réactions qu'ils produisent dans l'organisme, ont été tour à tour et successivement étudiés.

Dans ce vaste champ si merveilleusement fouillé, un

[1] Miquel, *Annuaire de l'Observatoire de Montsouris* depuis 1878. — Les *Organismes vivants de l'atmosphère*, th. de doct., Paris, 1883.

coin cependant est resté, non pas ignoré, mais un peu délaissé. L'étude de la *sédimentation* des poussières dans les appartements est encore bien incomplète, en effet; il n'existe, à l'heure actuelle, aucun travail d'ensemble sur ce sujet, et si cette étude a provoqué de la part de quelques expérimentateurs un certain nombre d'observations intéressantes, c'est le plus souvent au cours de recherches plus étendues sur les bactéries de l'air en général, et accessoirement. Il importait donc, au début de ce travail, de réunir en un exposé bibliographique aussi complet que possible les divers matériaux épars çà et là.

Malgré la laborieuse tentative faite dès 1870, par Maddox[1], pour montrer l'influence de la sécheresse et de l'humidité sur les sédiments atmosphériques, Miquel[2] doit être considéré comme le premier observateur qui se soit systématiquement occupé de la question.

En 1881, en effet, il indique l'origine des germes accumulés dans l'air des pièces habitées, germes apportés généralement du dehors par les courants de l'atmosphère, ou même nés dans l'intérieur des habitations « de foyers producteurs de microphytes ».

Dans sa *Monographie sur les organismes vivants de l'atmosphère*, 1883, un chapitre spécial est consacré à l'étude des bactéries qui peuplent l'intérieur des habitations. Non seulement le savant bactériologue de Montsouris a reconnu que les atmosphères confinées étaient plus chargées de microbes que les atmosphères libres,

---

[1] Maddox, *The monthly microscopical Journal*, 1870.

[2] Miquel, *Annuaire de l'Observatoire de Montsouris*, 1881 et suivants.

mais déjà même l'influence du repos sur les germes de l'air lui est apparue de la façon la plus nette. « Quand on supprime, dit-il, les causes mécaniques, le va-et-vient, le frottage, qui tendent à restituer à l'air des salles closes les particules de nature variée déposées en grand nombre à la surface des parquets, des meubles et de tous les objets, l'air se purifie rapidement et tend à devenir microscopiquement pur, ou optiquement pur, suivant l'expression de Tyndall. »

Toutefois ce n'est encore là qu'une ébauche, et c'est à Esmarch [1], que nous devons le premier travail expérimental et peut-être aussi le plus complet sur le sujet qui nous occupe. Dans ses recherches sur la richesse en germes des murs et leur désinfection, le savant allemand est arrivé à un certain nombre de conclusions, qui ne manquent pas d'intérêt. Le premier, il a bien montré, et avec chiffres à l'appui, que la richesse en germes d'une atmosphère varie suivant la nature du local (chambre à coucher, salle d'hôpital, etc.), et que, bien plus, dans un même appartement, le nombre des microbes est encore très différent suivant la nature de la paroi (papier, peinture à l'huile, carreaux vernis, etc.), et aussi suivant la hauteur à laquelle la poussière a été récoltée ; ainsi la partie supérieure voisine du plafond est, selon ui, moins riche en bactéries que les deux mètres inférieurs : des résultats analogues ont été du reste trouvés depuis par Canalis [2], dans les wagons à bestiaux.

---

[1] Esmarch, *Zeitschrift für Hygiene*, t. II, 1887.
[2] Canalis, *Annales de l'Institut Pasteur*, III.

Il est vrai que, la même année, Neumann [1] établissait, par des expériences au nombre de trente-cinq, faites à l'hôpital Moabit, que le nombre absolu des colonies ne diffère pas essentiellement dans les couches atmosphé-riques prises à différentes hauteurs ; mais à son tour, il montrait que toutes les causes capables de soulever la poussière des salles (balayage, circulation des personnes), augmentent le nombre des colonies.

Tous ces faits, relatifs aux variations numériques des germes de l'air, étaient du reste confirmés peu à peu par Kiener et Aldibert [2]. A la suite d'un certain nombre de prises d'air faites dans une même chambre de la caserne du génie à Montpellier, au milieu de la chambre, à la hauteur des lits, à diverses heures du jour et de la nuit, les hommes étant présents ou absents, les fenêtres ouvertes ou fermées, l'inégalité des chiffres obtenus (40 à 220) leur a surabondamment prouvé que la contenance en germes d'une chambre habitée est extrêmement variable suivant l'état d'agitation ou de repos de l'air, suivant la présence ou l'absence des hommes.

A la même époque, le danger des poussière était vivement signalé au Congrès de la tuberculose (1888), à la suite de quelques études particulières entreprises pour montrer la dissémination hors de l'organisme du bacille de Koch — Les travaux de Cadéac et Mallet [3], de

[1] Neumann, *Viertelj. für gerichtl. med. and œff. Sanit.*, nouvelle série, XLV, 1887.

[2] Kiener et Aldibert, *Revue d'hygiène*, 1888.

[3] Cadéac et Mallet, *Congrès de médecine interne*, 1888.

Cornet [1], Krügger[2], et, un peu plus tard, de Zilgien [3], bien que n'intéressant pas directement la sédimentation, font bien ressortir cependant que, mélangés aux poussières, poussières eux-mêmes les bacilles se répandent d'autant plus facilement dans l'atmosphère qu'ils sont soumis à l'influence d'une cause génératrice de mouvement.

L'une de ces causes, et peut-être des plus importantes, est la ventilation dont l'action sur les micro-organismes suspendus dans l'air a fait l'objet des recherches de Richard Stern [4].

Deux des conclusions formulées à la fin de cette étude, intéressent au plus haut point l'hygiéniste, c'est à savoir : que d'une part, la sédimentation se fait plus ou moins rapidement suivant le volume et le poids des poussières ; et d'autre part, que pour *désinfecter un espace contaminé, il faut laisser les germes se déposer pendant douze ou vingt-quatre heures.*

L'importance du dépôt des germes aériens ne fait dès lors plus de doute ; l'étude de la sédimentation entre dans une voie nouvelle, et se fraye une route plus large — Les expériences les plus diverses sont entreprises, pour faire connaître le rôle et la manière d'être des poussières dans différents locaux.

Maljean [5] étudie les germes provenant de poussières

---

[1] Cornet, *ibid.*

[2] Krugger, *Centralblatt für Bacteriologie*, 1889.

[3] Zilgien, thèse, Nancy, 1890.

[4] Richard Stern, *Zeitschrift für Hygiene*, VII, 1889,

[5] Maljean, *Archives de médecine et de pharmacie militaires*, 1891.

fixées soit sur le pain de munitions, soit sur les planchers des chambres.

Welz[1] fait, à diverses périodes de l'année, une série d'analyses comparatives entre l'air recueilli dans un jardin et celui pris dans une salle d'hôpital ou dans son laboratoire à Fribourg.

Hayler[2] poursuit des expériences analogues dans le service de Socin de Bâle. — Au moment de la clinique on note 92 germes, tandis qu'après, quand on a soulevé les poussières en marchant, ce nombre s'est élevé à 142. Dans le cours de la journée, au repos, il est de 6 seulement.

A l'hôpital militaire de Saint-Pétersbourg, Moor[3] trouve un maximum de microbes par 10 litres d'air égal à 220, et un minimum égal à 28.

Une étude très complète est faite, d'autre part, par Tassinari[4], qui examine l'influence de la ventilation sur l'augmentation ou la diminution des bacilles dans l'air des ateliers.

Les divers résultats que nous venons de signaler concordent parfaitement et semblent très nets — Ils le seraient moins cependant s'il fallait en croire Zoubrine[5], qui a fait un travail à l'Institut d'hygiène de Moscou, dans le but d'élucider jusqu'à quel point l'examen bactérioscopique

[1] Welz, *Zeitschrift für Hygiene*, 1891.

[2] Hayler, *Correspondanzblatt f. Schw. Aerzte*, 1892.

[3] G. Moor, *Watch*, 1893.

[4] Tassinari, *Annali dell' Instituto d'Igiene sperimentale della R. Università di Roma*, 1892.

[5] Zoubrine, Moscou, 1893.

peut fournir des renseignements précis sur la composition de l'air des salles d'études et des dortoirs, à différents moments de la journée. Le résultat de ces recherches peut paraître un peu singulier ; il est, en tout cas, en opposition formelle avec ce qui avait été établi jusque-là. Zoubrine, en effet, conclut que : la distribution des micro-organismes est très irrégulière — parfois on en trouve plus au début de la leçon qu'à la fin, — et que la distribution ne présente de rapport, ni avec le nombre des élèves, ni avec le mode de ventilation de la salle.

Enfin, dans ces dernières années, quelques travaux ont vu le jour, qui constituent une mine précieuse de documents laborieusement et consciencieusement amassés — Ce sont les études de San Felice [1], O. Bujwid [2] et Miquel [3].

San Felice a fait un grand nombre d'analyses, et dans diverses sortes de locaux habités (écoles, fabriques, imprimeries, salles d'hôpitaux, asiles de nuit, chaumières, etc.) Il a souvent trouvé « dans les locaux dont les *fenêtres étaient ouvertes*, un nombre de micro-organismes plus grand que lorsque les *fenêtres étaient fermées* ». En retour, il n'a jamais pu constater aucun rapport entre le nombre des micro-organismes, et le degré de température.

O. Bujwid a poursuivi toute une série d'examens bactériologiques à Varsovie depuis 1886 jusqu'en 1893. C'est, à son avis, le rez-de-chaussée qui, dans les habitations,

---

[1] San Felice, *Annali dell' Instituto d'Igiene sperimentale della R. Università di Roma*, 1893.

[2] Bujwid, *Hygien Rundsch*, Varsovia, 1894.

[3] Miquel, *La Désinfection des poussières sèches*, 1894-95, Paris.

renferme le plus de germes ; il en est de même dans les pièces qui viennent d'être le siège d'une vive agitation.

Cette extrême variabilité du nombre des microbes dans l'air d'un appartement vient encore de recevoir de Miquel une éclatante confirmation, dans un travail récent sur *La désinfection des poussières sèches*.

Aussi, malgré les tâtonnements et les hésitations inhérents à une étude aussi longue et aussi pénible, malgré les quelques divergences qui peuvent exister entre les résultats signalés, la sédimentation semble-t-elle établie aujourd'hui sur des bases inébranlables. Personne, actuellement, ne songe à nier que le nombre des germes d'une pièce fermée ne diffère suivant la nature du local, ni à discuter l'influence du mouvement sur la contamination plus ou moins grande d'une atmosphère confinée.

A côté de ces propositions si bien établies qu'elles ont, pour ainsi dire, force de lois, il en est un certain nombre d'autres à qui, peut-être, les preuves expérimentales ont manqué, mais que l'observation justifie bien cependant. Telle est, par exemple, l'influence plus ou moins considérable du milieu extérieur sur l'intérieur. Miquel qui, s'il n'a encore pu les résoudre, a toutefois merveilleusement entrevu tous les côtés du problème, avait depuis longtemps déjà signalé cette influence[1]. « Il semble exister un rapport assez constant, dit-il, entre le chiffre moyen des germes répandus dans l'air des maisons et le degré d'impureté de l'atmosphère qui les baigne. Plus l'air d'une ville est chargé de miasmes figurés, plus l'air des locaux se trouve infecté. »

[1] Miquel, *Annuaire de Montsouris*, 1883.

Le mouvement extérieur, en effet, a une influence très marquée sur la pollution d'une atmosphère intérieure. C'est ainsi que rue de Rivoli, siège d'un mouvement continuel et d'une agitation incessante, la quantité des poussières déposées sur les objets et les meubles d'un appartement est plus considérable que, par exemple, dans une des pièces de l'Observatoire placé au milieu du parc de Montsouris. Quelle que soit l'explication que l'on veuille adopter de cette influence; que l'on admette que la trépidation imprimée au sol par le passage des voitures se communique aux habitations et met ainsi en mouvement les poussières intérieures; que l'on croie au contraire à la pénétration directe des germes extérieurs à travers des orifices mal fermés ou à travers des planchers disjoints, comme l'a montré Budde[1], peu importe. Le fait existe : il y a une corrélation très exacte entre les mouvements des sédiments atmosphériques de l'extérieur et ceux de l'intérieur. Les tracés II et III de notre planche nous ont paru à cet égard très démonstratifs.

Ces tracés ont été recueillis au Laboratoire de bactériologie du Bureau d'hygiène situé à proximité de la principale artère de Lyon, de la rue de la République qui est aussi le centre du mouvement. L'un des appareils enregistreurs était placé à la fenêtre du Laboratoire (2ᵉ étage), l'autre à l'intérieur du même Laboratoire, toutes les ouvertures étant fermées. L'aspiration était faite par une même trompe, et par conséquent sous une pression toujours la même. Or, il est facile sur ces courbes de se rendre compte de la correspondance à peu près exacte

[1] Budde. *Zeitschrift für Hygiene*, 1892.

qui existe entre les heures soit des maxima, soit des minima. On y voit encore que, si, sous une influence extérieure, il vient à se produire une perturbation au cours de l'enregistrement, s'il se fait une augmentation ou une diminution de la quantité des poussières, cette influence est fidèlement notée non seulement par l'appareil extérieur, mais encore par celui du dedans.

En un mot, les oscillations saisonnières, journalières et horaires qui se produisent dans l'atmosphère extérieure déterminent des oscillations sans doute beaucoup moins intenses, mais de même sens dans l'air d'un appartement même fermé.

Le renouvellement des poussières dans un air confiné se fait donc d'une façon presque continuelle ; il se fait aussi d'une façon rapide. — C'est ainsi qu'une heure ou deux après une désinfection, on trouve dans l'air de la pièce une quantité assez considérable de germes, soit qu'ils aient été empruntés à l'air libre, soit qu'ils aient été repris aux poussières désséchées des parois. Aussi Miquel a-t-il pu écrire avec raison :

« La stérilisation d'un appartement, dans le sens bactériologique du mot, est chose à peu près impossible ; je veux dire que la désinfection une fois opérée, l'on rencontre toujours sur les murs et les planchers des espèces microbiennes en faible quantité, il faut le reconnaître, mais qui peuvent encore croître et se multiplier dans les bouillons. Pour ma part, j'attribue ces microbes qui semblent avoir échappé à la destruction par les antiseptiques puissants, aux poussières qui pénètrent incessamment dans les locaux par les fissures les plus étroites et vont se déposer un peu partout. Ces microbes n'ont rien de commun avec ceux qu'a détruits la désinfection. »

Chercher à détruire ces germes dans l'air, c'est aborder le problème de la désinfection par son côté le plus ardu. Et, en effet, outre la vitalité considérable que présentent certaines bactéries, il est souvent très difficile d'atteindre ces microorganismes, « disséminés un peu partout dans l'appartement, souvent dans les endroits les moins accessibles ».

Et cependant, le savant micrographe de Montsouris pense qu'on ne doit considérer une désinfection comme absolue que quand tous les germes contenus dans un appartement ont été *complètement détruits*. En l'absence d'un semblable résultat, on peut toujours affirmer que les microbes suspects ont pu être épargnés. C'est également l'avis de notre Maître qui estime que, pour qu'une désinfection soit efficace, il faut qu'il ne reste en suspension dans l'air que le moins de microbes possible.

Il importe donc de se débarrasser des poussières qui constamment envahissent les appartements, poussières qui à côté de telle bactérie inoffensive, déposeront sur les murs ou jetteront dans l'air tel autre microbe pathogène. Or, on l'a déjà vu, par les moyens de désinfection actuellement usités, « on restitue souvent à l'atmosphère une partie des poussières que cette dernière a apportées avec une bonne partie de celles qui sont nées dans l'intérieur des maisons. »

Que faire alors pour obtenir de la désinfection les meilleurs résultats possibles ? Il est indispensable à notre avis de recourir aux procédés préconisés par Richard, l'higiéniste qui certes a le mieux entrevu et le mieux compris l'importance de l'immobilisation des germes. Il faut avant tout favoriser la sédimentation des poussières : il faut ensuite enlever ces poussières par un nettoyage humide.

La condition essentielle pour ne pas avoir un air indé-finiment souillé, c'est d'éviter autant que possible de transformer la poussière dormante en poussière flottante ; « il faut, a dit Richard, saisir les poussières sans les faire flotter. »

L'étude des conditions dans lesquelles s'opère cette sédimentation est donc intimement liée à celle de la désinfection des locaux; elle en est, pour ainsi dire, le corollaire, et elle présente, au point de vue de l'hygiène particulière des habitations, une importance et un intérêt considérables.

CHAPITRE III

C'est, pour élucider quelques points de cette question si complexe et si importante de la sédimentation des germes aériens dans les appartements, que nous avons entrepris toute une série de recherches.

Ces études ont porté à la fois sur l'air de la pièce, et sur les poussières des parois, meubles, planchers, etc. : de là deux sortes d'analyses bactériologiques que nous avons dû effectuer : analyse d'air et analyse de poussière.

Mais, avant d'exposer les résultats auxquels nous sommes arrivé, il nous paraît nécessaire de faire connaître les procédés dont nous avons fait usage.

Nous consacrerons donc un premier paragraphe à la description aussi brève que possible du *modus faciendi*, puis nous montrerons l'influence du repos sur la sédimentation naturelle; nous établirons ensuite l'action des pulvérisations comme agents mécaniques, et enfin celle du sublimé comme antiseptique.

I. Méthodes d'analyse

La méthode qui nous a servi dans nos expériences sur l'air n'est autre que la méthode du barbotage de MM. Strauss et Wurtz légèrement modifiée.

Au début nous avions utilisé leur appareil barboteur, mais ce tube excessivement fragile et assez coûteux était peu pratique pour le transport à distance. Nous avons donc cherché à lui substituer un autre appareil des moins compliqués et qui nous a rendu de très grands services. C'est tout simplement un tube à essai en verre assez résistant et fermé par un bouchon de liège fin percé de deux ouvertures. Dans l'une de ces ouvertures passe une pipette droite analogue à la pipette centrale du tube de Strauss, et dont l'extrémité inférieure effilée plonge dans l'eau : c'est par elle que l'air arrive.

L'autre ouverture livre passage à une deuxième tubu-lure, celle-là recourbée, et pénétrant à peine à l'intérieur du tube ; par elle s'échappe l'air qui a barboté.

A cette tubulure latérale on adapte un tuyau de caout-chouc qui met en communication l'appareil barboteur avec une pompe aspirante et foulante qui à chaque course du piston fait une aspiration d'un litre d'air. Cet air barbotte non plus dans de la gélatine, mais dans de l'eau stérilisée.

L'opération devient alors très facile : nous supposons connus tous les détails de la stérilisation préalable, qui sont d'ailleurs ici les mêmes que dans la méthode de Strauss. On fait passer par exemple 10 litres d'air, c'est-à-dire, un volume exactement déterminé à travers une quantité d'eau quelconque, mais aussi petite que possible. Il suffit ensuite d'ensemencer toute cette eau dans un ou plusieurs tubes de gélatine suivant la richesse supposée de l'atmosphère. Plus simple est encore, si possible, l'appareil que nous avons utilisé pour recueillir les poussières déposées sur les parois ou les meubles de l'appartement.

C'est aussi un tube à essai fermé par un bouchon de liège et percé d'une ouverture centrale. A travers cette ouverture passe un agitateur de verre à l'extrémité duquel est fixé un tampon fait avec de l'amiante et qui plonge dans l'eau.

Ce petit appareil est stérilisé à l'autoclave : au moment de s'en servir, on retire avec les précautions habituelles pour semblable manœuvre, c'est-à-dire, à la flamme d'une lampe, le bouchon et avec lui l'agitateur ; on promène sur une surface de 10 à 20 centimètres carrés le tampon mouillé qui entraîne avec lui les poussières. Il suffit ensuite d'agiter le tube pour que ces poussières se mêlent à l'eau et la polluent. Enfin, on ensemence sur gélatine 1 centimètre cube ou 1/10 de centimètre cube de cette eau, suivant les cas.

C'est avec cet outillage qui, grâce à sa facilité de transport, nous a été très précieux, que nous avons effectué nos prises d'air et nos récoltes de poussières.

De ces expériences, un certain nombre ont été faites dans le bâtiment occupé par le Bureau d'hygiène, les unes au deuxième étage, dans une petite pièce attenant au Laboratoire de bactériologie : les autres au rez-de-chaussée, dans une vaste chambre destinée à recevoir la génisse qui doit fournir la pulpe vaccinale.

Mais, des analyses relatées dans le tableau que nous plaçons à la fin du chapitre, les plus intéressantes sont celles qui ont été effectuées dans les conditions ordinaires et normales de la désinfection, c'est-à-dire *in situ* et au moment même où opérait l'équipe des désinfecteurs. Il y a là toute une variété de conditions, d'époque, d'heure, de lieu, de locaux, etc., qui montre bien l'extrême variabilité de la richesse en germes d'une atmosphère.

II. Influence du repos sur la sédimentation naturelle

Le nombre des micro-organismes disséminés dans l'air d'un appartement diffère en effet d'une façon considérable, suivant que cet air a été ou non soumis à des courants aériens ; suivant aussi que les poussières déposées sur les parois et les planchers ont été mobilisées par des mouvements divers.

Le fait semble banal, et le seul raisonnement ou la simple observation suffit à en rendre compte. Qui n'a répété, en effet, la fameuse expérience de Tyndall? qui n'a vu à la faveur d'un rayon de soleil, les myriades de molécules poussiéreuses que vient de soulever un coup de balai. La chose, du reste, était confirmée par quelques expériences antérieures et que nous avons relatées au chapitre précédent.

Nous avons tenu cependant, à appuyer sur l'expérimentation quelques-unes des conditions de cette sédimentation naturelle, et à prouver par des chiffres que son action était réelle.

C'est à cet effet qu'ont été faites nos trois prises d'air de la nuit. L'examen des tracés fournis par l'appareil enregistreur nous avait montré que le minimum des poussières enregistrées correspondait à *minuit*, c'est à dire, à l'heure du repos maximum. De là, à conclure que ce minimum de poussière devrait entraîner un minimum de germes, il n'y avait qu'un pas. Le raisonnement nous l'avait fait faire, l'expérience l'a assuré.

Nous avons en effet effectué deux de nos analyses à minuit, en des jours différents et assez éloignés ; et nos prévisions ont été confirmées. Si les nombres fournis (expériences V et VI) ne peuvent être absolument considérés comme des minima, ils marquent néanmoins une énorme diminution sur ceux de la journée ; déjà ils suffisent à établir d'une façon fort nette l'influence de la nuit sur la précipitation des bactéries.

Cette influence n'est autre que celle du repos que l'on peut constater d'autre manière, en laissant une pièce hermétiquement close. L'expérience XXX est sous ce rapport très convainquante. L'appartement dans lequel elle a été faite se trouve situé au milieu d'un vaste jardin sur un des coteaux qui bordent la Saône, et par conséquent loin du mouvement. La pièce mise à notre disposition possédait trois ouvertures et cubait environ 30 mètres cubes. Une première prise était effectuée, la porte ouverte; puis le local était hermétiquement clos. Le lendemain, après vingt-quatre heures, une deuxième prise était faite qui permettait de constater que le chiffre des germes aériens était tombé de 1800 à 200, et cela du fait seul du repos.

Cette influence au reste peut être calculée d'une façon

presque mathématique en prenant la moyenne des trois
expériences.

*Expériences pour démontrer l'action de la sédimentation
naturelle.*

	PENDANT LE JOUR		PENDANT LA NUIT	
	bactéries	moisissures	bactéries	moisissures
Expérience V.	12.500	600	5000	120
— VI.	54.800	1800	2200	0
— XXX.	1.800	800	200	0
Moyenne . . =	23.033	1066	2466	40

Un simple calcul de proportion montre que, sous l'action
de la seule sédimentation naturelle, la diminution du chiffre des bactéries est d'à peu près neuf dixièmes ; celle des
moisissures est plus grande encore, elle est de 24 sur 25.
En d'autres termes, sur 1000 bactéries primitives il n'en
reste plus dans l'air que 100 à la suite du repos, et sur
1000 moisissures on n'en trouve plus que 40.

Cette action déjà très marquée est complétée du moins
pour les bactéries par celle des pulvérisations.

III. Influence des pulvérisations sur la sédimentation.

Les pulvérisations ont été faites généralement avec la
solution de sublimé à 2/000. Dans deux cas cependant on
a fait usage simplement d'eau, et dans deux autres de
chloroline.

De ces opérations, celles effectuées dans la chambre du

veau ont été des plus complètes, toutes les parois ont pu être abondamment mouillées. La durée de la pulvérisation dans cette pièce qui mesure 80 à 90 mètres cubes a été en moyenne de 5 à 8 minutes. et la quantité de liquide employé de 5 litres environ.

Dans la pratique, la présence des meubles, tentures, glaces, et dorures etc.. ne permettait pas d'étendre large-- ment la pulvérisation. Les résultats néanmoins se sont toujours montré favorables. Le spray au sublimé a une influence marquée sur la sédimentation des microorga- nismes d'une pièce habitée ; le nombre des bactéries diminue d'une façon très notable ; celui des moisissures augmente au contraire dans des proportions considérables. certainement sous l'influence de l'humidité. Il est facile d'en juger par les vingt-deux analyses qui suivent.

EXPÉRIENCES

pour démontrer l'influence des pulvérisations sur la sédimentation.

PULVÉRISATION AVEC		AVANT		APRÈS		LOCAUX
		Bactéries	Moisiss.	Bactéries	Moisiss.	
Expériences						
II.	Eau	15.100	900	24.800	500	Très petite pièce.
III.	Sublimé 2/1000	4.100	300	4.700	1600	»
IV.	Sublimé 2/1000	12.800	800	4.600	6000	Chambre veau 80 à 90 mc.
V.	Sublimé 2/1000	13.200	500	3.300	200	»
VII.	Sublimé 2/1000	4.100	400	200	0	»
VIII.	Sublimé 2/1000	700	200	100	100	»
IX.	Sublimé 2/1000	700	200	0	0	»
XI.	Sublimé 2/1000	7.100	200	600	100	Rue du Château (30 mc)
XII.	Sublimé 2/1000	500	10.800	200	28.000	Place du Change (20 mc.)
XIII.	Sublimé 2/1000	4.000	800	300	100	Rue Henri IV (25 mc.)
XIV.	Sublimé 2/1000	13.400	3.800	0	0	Place Saint-Jean (25 mc.)
XV.	Sublimé 2/1000	7.400	2.800	1700	300	Chambre veau.
XVI.	Sublimé 2/1000	15.200	1.500	500	16.400	Rue de Sèze (35 mc.)
XIX.	Sublimé 2/1000	8.000	200	1400	200	Rue de Crillon (50 mc.)
XX.	Sublimé 2/1000	47.000	200	23.400	100	— (40 mc.)
XXI.	Sublimé 2/1000	52.900	500	18.400	200	— (30 mc.)
XVIII.	Chloroline 1/100	1800	300	3.500	200	Chambre veau
XXII	Chloroline 5/100	8.800	0	600	0	—
XXIV	Sublimé	30.800	1.500	6.400	1500	Rue Duguesclin (80 mc.)
XXV	Sublimé	4.600	500	800	700	Orphelinat municipal, rue Chazière (35 mc.)
XXVIII	Sublimé	4.000	1.500	400	300	École maternelle (120 mc.)
XXIX	Eau	2.300	0	600	0	Chambre veau
Moyenne		11.750	1.268	4.385	2.608	

Les moyennes de ces expériences accusent une diminution de presque 2/3 des bactéries et au contraire une augmentation de 1/2 des moisissures.

C'est bien au compte de la pulvérisation et non à celui du sublimé qu'il faut inscrire ce résultat. La prise d'air qui suivait la désinfection de l'appartement a été, en effet, dans la plupart des cas, faite immédiatement après cette opération, c'est-à-dire, avant même que l'agent antiseptique ait eu le temps d'agir.

Cette sédimentation artificielle complète donc très heureusement la sédimentation naturelle commencée par le repos. En se reportant aux expériences VIII et IX, on se rend aisément compte que le chiffre obtenu dans une analyse faite immédiatement après la pulvérisation du 8 mai, est la résultante non seulement de cette pulvérisation, mais encore de la précipitation qui s'était faite la veille.

Une seule fois dans la pratique, pareil résultat absolument négatif a été obtenu (exp. XIV). La chambre dans ce cas était restée fermée depuis plusieurs jours, et le chiffre énorme de bactéries trouvées avant la pulvérisation doit s'expliquer par la poussière qu'a pu faire flotter l'enlèvement de la literie, dans une pièce étroite où les opérateurs avaient peine à se mouvoir.

L'importance de la sédimentation semble donc très nettement ressortir de ces recherches; les chiffres cités sont généralement concordants, et si dans nos deux ou trois premières expériences le nombre des bactéries trouvées après était supérieur à celui de l'analyse faite avant, c'est aux mouvements nécessités par l'opération dans un local petit et encombré, qu'il faut l'attribuer.

La pulvérisation a donc une action mécanique incontestable. Son pouvoir antiseptique autrefois si vanté, semble au contraire appuyé sur des bases moins solides et moins sûres.

IV. Action du sublimé (en pulvérisation)
comme agent antiseptique

Pour déterminer cette action, nous avons eu recours à la récolte des poussières sur les différentes parois d'un appartement, suivant le procédé décrit plus haut.

Ces poussières ont été en général recueillies vingt minutes ou une demi-heure après la pulvérisation, peut-être plus tôt qu'il n'aurait fallu, pour laisser à l'antiseptique le temps d'exercer son action destructive. Mais les conditions dans lesquelles nous nous trouvions, c'est-à-dire, la prise de possession presque immédiate de son appartement par l'habitant, ne nous ont malheureusement pas permis de donner à nos expériences une durée plus longue.

Toutefois quelques analyses faites, soit au Bureau d'hygiène, soit dans les salles de classe, nous ont montré que c'est en général après une heure et demie ou deux heures que le sublimé a produit son action maxima.

Par suite des circonstances dans lesquelles nous étions obligés d'opérer, une cause d'erreur pouvait fausser nos résultats. C'était en même temps que l'entraînement de la poussière celui de quelques molécules de sublimé non encore desséchées. Le transport d'une légère quantité du désinfectant et son introduction à la fois dans l'eau du tube et sur la gélatine pouvaient faire soupçonner une action antiseptique plus énergique.

Pour éviter cette objection et échapper à ce reproche, il était un moyen bien simple ; c'était, au bout d'un certain temps et au moment même qui précédait celui de la prise, de neutraliser l'agent destructeur. A cet effet, nous avons tout d'abord utilisé la solution de sulfhydrate d'ammoniaque indiquée par Gippert. Mais, comme elle présentait le grave inconvénient de déterminer sur les surfaces peintes une coloration plus ou moins noirâtre, nous avons dû la remplacer tout simplement par une solution d'ammoniaque, qui elle aussi, en transformant le bichlorure de mercure en un sel insoluble lui enlève tout pouvoir antiseptique.

De quatorze analyses effectuées dans ces conditions, il ressort que la solution de sublimé à 2/1000 en spray détruit environ 3/4 des bactéries et presque la moitié des moisissures mêlées aux poussières.

Expériences sur l'action antiseptique du sublimé à 2/1000 sur les poussières.

		AVANT		APRÈS		NAT. DES PAROIS
		bactér.	moisis.	bactér.	moisis.	
Expérience	XI . .	887	41	310	0	Peinture.
—	XII . .	0	620	0	268	Papier.
—	XIII . .	20	10	3	2	Vernis.
—	XIV . .	40	40	20	30	Papier.
—	XV . .	1350	10	136	2	Mur blanchi.
—	XVI . .	144	0	12	0	Papier.
—	XIX . .	60	0	2	0	Peinture.
—	XX . .	257	0	63	2	Papier.
—	XXI . .	850	25	25	2	Papier.
—	XXIV . .	50	0	5	4	Peinture.
—	XXV . .	8	2	3	1	Vernis.
—	XXVI . .	150	20	20	30	Peinture.
—	XXVII . .	6	1	1	0	Peinture fraîche
—	XXVIII . .	120	0	20	0	
Moyenne . . =		210	55	58	29	

Les facteurs essentiels dans l'efficacité de cette désinfection sont : d'une part, la durée d'action (ordinairement
deux heures), et aussi la nature des parois.

C'est ainsi, par exemple, que sur les planchers, soit à
cause de la quantité des poussières accumulées, soit à
cause des jointures, le pouvoir destructeur du liquide
antiseptique se fait moins bien sentir. En revanche, il est
plus énergique sur les sufaces peintes ou vernies (portes,
alcôves, etc.), que sur les papiers et les tentures. Sur le
vernis, on trouve 8 bactéries avant la pulvérisation et
2 après ; et sur le papier 15 bactéries avant et 7 après ;
dans le premier cas la destruction des micro-organismes
a donc été exactement des 3/4 ; dans le second, elle n'a été
que de la moitié.

Ces faits du reste concordent parfaitement avec ceux
déjà établis par les premières expérimentations.

Le sublimé, bien qu'étant encore à l'heure actuelle le
désinfectant par excellence, ne paraît pas néanmoins
avoir le pouvoir microbicide qu'on avait bien voulu lui
reconnaître, et les expériences que nous venons de signaler
sembleraient justifier jusqu'à un certain point les attaques
dont il a été l'objet de la part de Geppert et autres
auteurs.

Dans un certain nombre de cas, en effet, il nous a paru
plutôt retarder le développement des micro-organismes et
diminuer leur vitalité qu'empêcher leur virulence : dans
une analyse, par exemple, la plaque de gélatine qui
au 7e jour était encore indemne, présentait au 10e jour
92 colonies et 136 au 11e.

Les résultats obtenus sont toutefois supérieurs à ceux
fournis par un désinfectant nouveau, la *chloroline*, que sur

les indications de son inventeur, nous avons employée, soit en lavage (solution au 1/100) ; soit en pulvérisation à 1/100 et à 1/500. Il serait téméraire peut-être de vouloir juger et condamner la valeur antiseptique de cet agent sur trois expériences (XVII, XVIII et XXII), mais nous pouvons affirmer d'ores et déjà que, indépendamment de son coût assez élevé, l'odeur pénétrante et tenace que dégage ce produit (chlorure de phénol) est un obstacle presque absolu à son emploi dans la pratique de la désinfection publique ; c'est précisément cette odeur par trop prononcée qui nous a empêché de poursuivre plus loin les recherches à son sujet.

En dehors de ces faits principaux et essentiels, un certain nombre de propositions découlent de nos analyses, qui viennent à l'appui des conclusions déjà formulées par quelques bactériologues et en particulier par Miquel.

La pollution plus grande de l'atmosphère dans l'intérieur de la ville est manifeste. Ainsi, pour l'air recueilli dans le jardin de l'Orphelinat municipal de la rue Chazière sur le plateau de la Croix-Rousse, nous avons compté 300 bactéries et 700 moisissures alors qu'une prise faite le même jour à la fenêtre du Laboratoire accuse 21.500 bactéries et 500 moisissures. Une analyse du même genre au clos du Greillon donne seulement 200 bactéries et 150 moisissures.

Du reste la richesse de cette atmosphère extérieure est encore variable dans le même lieu, suivant la nature du temps et la hauteur de la prise. Tandis qu'en effet, à la fenêtre du Laboratoire, deuxième étage, on compte 26.900 bactéries et 308 moisissures, ce nombre au niveau du sol n'est plus que de 2200 bactéries et 1300 moisissures ; la pluie qui commençait à tomber au moment où étaient faites ces deux prises n'est peut-être pas étrangère à ce résultat. Dans l'air confiné d'une pièce habitée, au contraire, la hauteur nous a paru être à peu près sans influence.

La richesse en germes d'autre part semble croître avec le degré de malpropreté du local, et ici les expériences XIII et XXIII peuvent nous fournir un terme de comparaison. Dans l'appartement où l'enlèvement des poussières se fait à peu près constamment par des nettoyages répétés, l'air ne renferme que 4000 bactéries et 300 moisissures et la poussière contient seulement 20 bactéries et 10 moisissures par centimètre cube, tandis que dans la pièce sordide, mal aérée, mal éclairée, où la couche poussiéreuse est considérable, ces chiffres sont de 47.000 bactéries, 200 moisissures pour l'air et 257 bactéries ou moisissures pour la poussière.

Les causes qui font ainsi varier la quantité des micro-organismes sont multiples et diverses. Nous en avons signalé un certain nombre, les plus importantes ; quelques autres, qui ne manquent certes pas d'intérêt et qui du reste ont été depuis longtemps observées, nous sont apparues au cours de nos recherches.

Il serait trop long d'entrer dans le détail de chacune d'elles, et nous les avons réunies en un tableau complet relatant toutes les analyses que nous avons effectuées.

ANALYSE	LIEU DE L'ANALYSE — Date	ÉTAT DU TEMPS — Température	PULVÉRISATION AVEC	RÉSULTAT DE L'ANALYSE AIR par mètre cube				RÉSULTAT DE L'ANALYSE POUSSIÈRE par centimètre cube				OBSERVATIONS
				AVANT		APRÈS		AVANT		APRÈS		
				Bactér.	Moisiss.	Bactér.	Moisiss.	Bactér.	Moisiss.	Bactér.	Moisiss.	
I	Petite salle du Laboratoire 15 mars — 3 h. soir	froid, humide T = 12° H = 755	»	6.100	650	»	»	»	»	»	»	
II	Petite salle du Laboratoire 18 mars — 2 h. ½ soir	assez beau, sec T = 18° H = 750	Eau durée = 3′	15.100	900	24.800	500	11	»	»	»	La deuxième prise était faite immédiatem. après la pulvérisation.
III	Petite salle Lab. 23 mars — 3 h. soir	humide T = 18° H = 747	sublimé 2/1000 durée = 2′	4.100	300	4.700	1.600	»	»	»	»	La deuxième prise était faite 1/2 heure après pulvérisation.
IV	Chambre du veau 27 mars — 2 h. ½ soir	pluie T = 15° H = 740	sublimé 2/1000 durée = 2′	12.800	800	4.600	6.900	»	»	»	»	La deuxième prise était faite deux heures après la pulvérisation
V	Chambre du veau 10 avril — 4 h. soir 10 — minuit 11 — 10 h. matin 11 — 3 h. ¼ soir	beau assez chaud T = 18° H = 751	sublimé à 2/1000 le 11 à 2 h. ½ soir durée = 5′	12.500 5.000 13.200 »	600 120 500 »	» » » 3.300	» » » 200	». » » »	» » » »	» » » »	» » » »	

VI	29 avril — 2 h. ½ soir	pluie	»	54.800	1.800	»	»	»	»	»	»	être attribué aux sauts faits par la génisse qui occupe la chambre au moment de la prise.
	29 — minuit	T = 18°		2.200	0	»	»	»	»	»	»	
	30 — 9 h. ½ mat.	H = 750		3.400	0							
	1er mai — 2 h. ½			5.100	100							
VII	Chambre du veau	beau, chaud	sublimé									
	3 mai — 2 h. ½ soir	T = 18°	2/000 le 3 mai	4.100	400	»	»	»	»	»	»	
	3 — 3 h. soir	H = 753	à 2 h. ½	»	»	200	0	»	»	»	»	
	3 — 4 h. ½ soir		durée = 10'	»	»	4.300	1.000	»	»	»	»	
	3 — 6 h. soir			»	»	3.500	0	»	»	»	»	
	3 — 9 h. —			»	»	4.400	500	»	»	»	»	
	4 — 2 h. ¼ soir			»	»	2.400	0	»	»	»	»	
VIII	Chambre du veau	orage et pluie	sublimé									
	7 mai — 4 h. soir	T = 17°	2/000 à 4 h. soir	700	200	»	»	»	»	»	»	
	7 — 4 h. ½ soir	H = 744	durée = 10'			100	500	»	»	»	»	
	7 — 6 h. soir					100	100	»	»	»	»	
	7 — 9 h. —					1.000	200	»	»	»	»	
IX	Chambre du veau	lourd légère pluie	sublimé le 8 mai									
	8 mai — 2 h. ¼ soir	T = 18°	à 2 h. ½ soir	700	200							
	8 — 2 h. ¾ —	H = 746	durée = 12'	»	»	0	0	»	»	»	»	
	8 — 5 h. ½ —			»	»	600	0	»	»	»	»	
	9 — 8 h. ½ matin			»	»	800	0	»	»	»	»	
X	Chambre du veau	beau chaud	»									Une prise d'air faite le même jour à la fenêtre du Laboratoire (2e étage) donne : 15400 B. 7900 M.
	9 mai — 2 h. ½ soir	T = 19°		4.900	500	»	»	»	»	»	»	
	9 mai — 5 h. soir	H = 749		11.100	900	»	»	»	»	»	»	
	9 mai — 6 h. soir			6.000	400	»	»	»	»	»	»	

ANALYSE	LIEU DE L'ANALYSE — Date	ETAT DU TEMPS — Température	PULVÉRISATION AVEC	RÉSULTAT DE L'ANALYSE AIR par mètre cube				RÉSULTAT DE L'ANALYSE POUSSIÈRE par centimètre cube			
				AVANT		APRÈS		AVANT		APRÈS	
				Bactér.	Moisiss.	Bactér.	Moisiss.	Bactér.	Moisiss	Bactér.	Moisiss
XI	Rue du Château Petite pièce avec alcôve, 1 croisée sur ruelle, 3e 15 mai — 4 h. soir	lourd légère pluie T = 22° H = 746	sublimé à 2/1000 durée = 5'	7.100	200	600	100	887	41	510	0
XII	Place du Change Petite chambre étroite au 4e, 1 fenêtre sur place. 18 mai — 8 h. ½ matin	Froid Humide T = 16° H = 740	sublimé au 2/1000 durée = 4'	400	10.200	200	16.500	0	620	0	268
XIII	Rue Henri IV Chambre propre, deux petites ouvertures opposées au 3e, appartement riche. 18 mai — 10 h. matin	humide T = 14° H = 740	sublimé à 2/1000 durée = 7'	4.000	800	300	100	20	10	4	2
XIV	Place Saint-Jean Petite chambre étroite, 1 grande croisée sur cour, croisée étant restée fermée. 21 mai — 4h soir	pluie abondante T = 18° H = 739	sublimé à 2/1000 durée = 5'	13.400 [1]	3.800	0	0	40	40	20	30

[1] Ce chiffre considérable peut être expliqué par l'enlèvement préalable de la literie dans une pièce qui était petite et avait été fer-

XV	Fenêtre Laboratoire 2e étage 24 mai — 2 h. ½ soir Porte (rez-de-chaussée) 24 mai — 2 h. ½ soir Chambre veau 24 mai — 3 h. soir 24 — 3 h. ½ soir 24 — 4 h. soir 24 — 5 h. — 24 — 8 h. ½ soir	pluie T = 19° H = 743	sublimé à 2/1000 durée = 5′	26.900 2.200 4.400 » » » »	300 1.300 2.800 » » » »	» » » 1.700 » » »	» » » 300 » » »	» » 1.350 » » » »	» » 10 » » » »	» » » 4.400 136 21	» » » 50 2 0	La pluie commence à tomber à 2 h. 1/2 environ, c'est-à-dire au moment où la 1re prise est effectuée.
XVI	Rue de Sèze Chambre moyenne, une croisée au 1er, pas très propre. 25 mai — 2 h. ½ soir	couvert lourd, chaud T = 24° H = 745	sublimé à 2/1000 durée = 6′	15.200	1.500	500	16.400	144	0	12	2	
XIX	Rue de Crillon, 71 Chambre assez vaste, 1 croisée au 3e, sert de cuisine, alcôve avec 3 lits, peu propre. 29 mai — 3 h. soir	très beau T = 27° H = 749	sublimé à 2/1000 durée = 10′	8.000	200	1.400	200	60	0	2	0	
XX	Rue de Crillon, 47 Rez-de-chaussée dans impasse, une porte, sert de cuisine, très sale. 29 mai — 4 h. soir	très beau T = 27° H = 749	sublimé à 2/1000 durée = 8′	47.000	200	23.400	100	257	0	63	2	
XXI	Rue de Crillon, 47 Chambre au 1er, 1 croisée, excessivement sale. 29 mai — 4 h. ½ soir	très beau T = 27° H = 749	sublimé à 2/1000 durée = 6′	52.900	500	18.400	200	850	25	25	2	
XXIII	Chambre du veau 31 mai — soir 31 — 3 h. ½ 31 — 5 h.	beau T = 19° H = 748	eau	6.200	200	» 2.400 4.600	» 500 300	»	»	» » »	» » »	

ANALYSE	LIEU DE L'ANALYSE — Date	ETAT DU TEMPS — Température	PULVÉRISATION AVEC	RÉSULTAT DE l'ANALYSE AIR par mètre cube				RÉSULTAT DE L'ANALYSE POUSSIÈRE par centimètre cube				OBSERVATIONS
				AVANT		APRÈS		AVANT		APRÈS		
				Bactér.	Moisiss.	Bactér.	Moisiss.	Bactér	Moisiss.	Bactér.	Moisiss.	
XXIV	Rue Daguesclin (Grande chambre à 2 ouvertures assez propre). 12 juin — 3 h. ½ soir.	assez beau léger vent $T = 22°$ $H = 748$	sublimé à 2/1000 durée = 10′	30.800 ¹	1.100	6.400	1.500	50	0	5	4	Cette prise est faite avant l'enlèvement de la literie. Une prise faite après accuse un chiffre sensiblement supérieur : 33.100 bacteries. 1.500 moisissures.
XXV	Orphelinat municipal, rue Chazière (Petite chambre très propre, une croisée sur parc). 14 juin — 9 h. matin.	beau $T = 24°$ $H = 751$	sublimé à 2/1000 durée = 5′	4.600	500	800	700	Peint. = 8 Pap. = 15	2 5	Peint. = 2 Pap. = 7	0 2	Le même jour 1º Dans parc orphelinat. Air. — 500 B. 700M. 2º Fenêtre du laboratoire. Air. — 21.500 B. 500 M.
XXVI	Rue Sébastien - Gryphe (Appartement au 1er très sale, 2 croisées, sert de cuisine, plus. lits. 18 juin — 2. h. soir	chaud vent du nord $T = 26°$ $H = 744$	sublimé à 2/1000 durée = 8′	»	»	»	»	150	20	20	30	

N°		Temps	Antiseptique									
XXVII	Rue Tronchet (Petite chambre, 1 croisée sur cour, très propre appartement réparé à neuf). 18 juin — 4 h. soir	beau vent H = 744	sublimé à 2/1000 durée = 5'	»	»	»	»	6	1	1	0	La poussière recueillie sur le plancher un quart d'heure après la pulvérisation (trop tôt il est vrai) renferme un nombre considérable de bactéries et de moisissures.
XXVIII	Ecole maternelle, cours Lafayette. Grande salle au rez-de-chaussée, très aérée). 20 juin — 9 h. matin — 10 h. — 10 h. ¼	beau léger vent T = 220 H = 748	sublimé à 2/1000 durée 15'	3.200	1.100	200 2.100	200 200	120	0	20 10	0 0	Une prise faite à la même heure dans la cour de l'Ecole donne : 13.300 B. 700 M.
XXIX	Chambre du veau 26 juin — 10 h. mat.	Très beau T = 21° H = 750	eau durée = 5'	2.200	500	600	0	»	»			
XXX	Clos du Greillon. 1er juil. — 9 h. matin 2 — 3 —	Très beau T = 25° H = 754		1.800 200 100	300 150 100							
XXIX	Chambre du veau 27 mai — 3 h. soir	beau T = 20° H = 750	chloroline à 1/100 (lavage)	»	»	»	»	Mur = 50 Carreau = 9	0 1	Mur.= 40 Carr. = 3	0 1	
XVIII	Chambre du veau 28 mai — 2 h. ½ soir	beau, chaud T = 19° H = 749	chloroline à 1/100 durée 6'	1.800	300	3.500	200	30	0	2	1	
XXII	Chambre du veau 30 mai — 3 h. soir	beau T = 22° H = 748	chloroline à 5/100 durée = 6'	8.800	0	600	0	45	1	3	0	

N.-B. — Nous avons à dessein, malgré leur numéro d'ordre, placé à la fin de ce tableau, les trois expériences faites avec la *chloroline*, afin de mieux établir le rapprochement.

La plupart des numérations ont été effectuées au 7ᵉ jour ; quelques-unes des cultures cependant n'ont pu être conservées aussi longtemps, mais les résultats correspondants ont été pris le même jour.

D'autre part, les chiffres que nous citons doivent s'entendre d'un mètre cube pour l'air et d'un centimètre cube pour les poussières.

CHAPITRE IV

« Autre chose, dit Miquel, est d'opérer sous des clo·
ches de verre quelques essais faciles et précis, et autre
chose est d'étendre à la pratique courante de la désinfection les résultats plus ou moins séduisants obtenus dans
le laboratoire.

« Lorsque les expériences de laboratoire sont ₁termi-
nées, alors seulement, peuvent commencer les recherches
réellement profitables à l'hygiène et avec elles s'ouvre l'ère
des difficultés. »

Ces difficultés en effet sont considérables; nous les
avons éprouvées principalement au début de nos recherches; elles pourraient jusqu'à un certain point excuser les
imperfections de ce travail, imperfections que nous ne saurions nous dissimuler, et qui résident peut-être plus particulièrement dans les procédés suivis.

En ce qui concerne l'analyse de l'air, nous pouvons en
effet répéter ce que Strauss et Wurtz disaient déjà en 1887 :
« La méthode employée par nous, ainsi que celle de nos

prédécesseurs, ne saurait avoir la prétention de déceler tous les germes vivants répandus dans l'atmosphère. »

Au reste, si cette méthode a été modifiée de la façon que nous avons indiquée déjà, c'est non pas pour la rendre plus précise, mais plus facilement utilisable dans la pratique. C'est pour avoir un petit outillage très réduit et très portatif que le Dr G. Roux notre maître, pénétré des inconvénients que présentent les aspirateurs à eau et autres appareils du même genre pour le transport à distance, leur a substitué la pompe aspirante et foulante, excessivement commode dans ce cas.

Des essais faits avec le tube de Strauss d'un côté, et le petit appareil que nous avons décrit plus haut de l'autre, ont du reste fourni des chiffres à peu près analogues.

D'ailleurs, nous n'avons jamais pensé à donner nos résultats comme absolus. — Ce que nous avons cherché surtout, c'est à rendre ces résultats comparables; nous voulions simplement montrer par des analyses faites, les unes avant, les autres après, quelle était l'action des diverses causes mises en jeu. Pour arriver à ce but, nous nous sommes efforcé de nous placer, autant que faire se pouvait, dans des conditions absolument identiques et avant et après. Ce n'est donc pas la valeur effective des chiffres qui importe en pareil cas ; leur intérêt résulte de leur comparaison, il suffit qu'ils varient dans le même sens que les chiffres réels.

C'est pourquoi, nous ne saurions exiger du procédé que nous avons employé pour recueillir les poussières une précision et une rigueur absolues. Cette méthode imitée de celle d'Esmarch, avec cette différence appréciable toutefois que l'amiante substituée à l'éponge ne se désa-

grège presque pas, et ne laisse pas de fragments sur la
paroi frottée, est passible du même reproche que Gerloczy
avait adressé à la première, à savoir : de ne pas enlever
tous les germes de la surface considérée. Il est même à peu
près certain que tous les micro-organismes enlevés par le
tampon ne se mêlent pas à l'eau du tube, et qu'il en reste
un petit nombre dans les filaments d'amiante. Ce nombre,
nous le supposons, dans nos expériences toujours à peu
près le même, et comme toutes choses étant égales
d'ailleurs, nous opérons dans tous les cas de la même
façon, nous ne croyons pas que la comparaison puisse être
considérée de ce fait comme erronée.

Au reste les chiffres fournis, par les expérimentateurs
qui se sont occupés de la question avant nous, sont des
plus variables. — Les résultats des dosages bactériologiques des poussières sèches sur les parquets, les
meubles, etc., faits par Miquel, il y a 12 ou 13 ans, lui
avaient montré que le chiffre des bactéries peut y varier
d'1 million à plusieurs millions. De façon plus précise
1 milligramme de poussière, d'après lui, renferme habi-
tuellement plusieurs milliers de bactéries, non compris
plusieurs centaines de spores de champignons.

Esmarch de son côté, en opérant sur un carré de mu-
raille de 5 centimètres de côté, a trouvé les nombres suivants :

Stalle d'écurie. — Mur peint à la chaux. . . . 7.087
Laboratoire. — Peinture à la colle. 115
　　　　　Porte de bois. 30

Les autres chiffres cités par l'auteur sont du même
ordre ; on a peut-être le droit d'être surpris qu'ils soient

tous ou presque tous si petits. Tels quels cependant, ils sont intéressants et donnent la mesure de la différence qui existe entre le nombre des microbes mêlés aux poussières suivant la nature de la paroi, différence qu'il nous a été donné de vérifier. Dans toutes nos recherches en effet, les chiffres obtenus avec les poussières recueillies sur les murailles blanchies à la chaux ont été trouvés supérieurs à ceux des poussières prises sur le papier, et, *a fortiori*, sur la peinture ou les carreaux vernis. Nous n'avons pas eu toutefois des variations énormes comme celles d'Esmarch, variations allant de 6.391 à 17 colonies par 25 centimètres cubes et bien faites pour étonner et surprendre.

Les poussières récoltées en des *lieux* différents, d'autre part, présentent rarement le même nombre de bactéries. Ainsi leur chiffre, qui à Montsouris a atteint environ 750.000 par gramme de poussière, peut devenir double ou triple à l'intérieur de Paris; rue de Rennes il est de 1.300.000 et rue Monge de 2.100.000.

Il en est de même pour les germes disséminés dans l'air ; il serait fastidieux de citer les nombreuses numérations par lesquelles le distingué micrographe de Montsouris a marqué les divergences qui existent entre les diverses atmosphères, suivant les lieux (intérieur des villes et campagnes) suivant la destination des locaux (appartement et salle d'hôpital), suivant les saisons, les heures de la journée, etc.

Il y a là toute une série de causes de variations qui rendent difficiles et même à peu près impossibles les rapprochements entre les résultats signalés par les observateurs. Qu'il nous suffise d'indiquer que ces variations ont été généralement dans nos recherches trouvées de même sens

que dans les analyses précédentes ; quelquefois même les
chiffres ont été absolument comparables, c'est le cas en ce
qui concerne les expériences faites sur la sédimentation
naturelle ; ainsi notre moyenne est de 236 bactéries avant
et 24 après, alors que celle déjà trouvée par Kiener et
Aldibert était de 220 avant et 32 après, proportion à peu
près identique et presque égale dans les deux cas.

Quoiqu'il en soit, la divergence des nombres importe
peu ; il faut savoir interpréter les résultats. La significa-
tion des éléments discordants, qui amènent des variations
journalières dans les chiffres obtenus, doit fort peu préoc-
cuper l'observateur.

Le rapport cherché entre deux analyses faites l'une
avant, l'autre après une pulvérisation, ne saurait être constant, il subit des oscillations de diverse nature ; mais si
ces oscillations sont de même sens, le rapport n'en reste
pas moins réel ; la conclusion tirée de la comparaison des
nombres n'en saurait être moins vraie.

La seule analyse quantitative, on le voit, peut fournir, à
ce point de vue, les rapports les plus satisfaisants. Sans
doute ce n'est pas tout que de compter des germes, il
serait aussi très intéressant de savoir quels sont ceux qui
sont pathogènes, mais la diagnose des espèces dans cette
Flore aérienne peut-être moins riche mais tout aussi variée
que celle des eaux, est une étude longue et difficile qui
nécessitera de nombreuses et patientes recherches.

Telles quelles les numérations que nous avons effectuées
nous ont paru démonstratives, et les conclusions qui en
découlent présentent un intérêt réel, aujourd'hui où la
désinfection a un rôle des plus importants dans la conser-
vation de la santé publique.

Si, en effet, l'étude particulière des microbes nocifs peut nous édifier sur l'étiologie des maladies, l'étude générale des bactéries nous apprend l'influence qu'exerce sur la pureté de l'air le voisinage des foyers bactérogènes. Elle nous montre par des statistiques précises les lieux où les microbes abondent, les atmosphères empestées qu'on doit fuir, redouter ou purifier. Enfin et surtout, elle permet de voir dans quelles conditions particulières doit être faite cette purification, cette épuration des appartements contaminés, pour obtenir de la désinfection la plus grande somme de résultats, c'est-à-dire sinon une asepticité, absolue tout au moins une efficacité aussi considérable que possible.

CONCLUSIONS

I. La désinfection des appartements, pour être vraiment efficace, devrait amener la *disparition absolue, complète* de *tous* les *micro-organismes* vivants, pathogènes ou non, adhérents aux parois, aux meubles, tentures, etc.. ou maintenus en suspension dans l'atmosphère.

II. Si, dans la pratique, il est possible sinon facile d'obtenir, à la condition d'y apporter de minutieuses précautions, un semblable résultat pour les microbes adhérents aux parois, etc., on ne saurait y prétendre, avec le *modus operandi* ordinairement suivi à l'heure actuelle, en ce qui concerne les germes flottants qui se trouvent à peu près complètement soustraits à l'action des antiseptiques en solutions aqueuses.

III. Cette impossibilité d'atteindre et de détruire des bactéries, qui ont toujours une certaine importance numéri-

que et peuvent souvent être nocives, constitue une des
principales et des plus regrettables causes d'imperfection et d'inefficacité relative des procédés modernes de
désinfection, rendant trop souvent illusoire une opération
pénible, coûteuse et plus ou moins gênante.

IV. On peut annihiler ou atténuer tout au moins dans une
très large mesure cette cause d'insuccès relatif (maintien
des germes en suspension) en provoquant la précipitation
ou *sédimentation* des poussières atmosphériques avec les
micro-organismes vivants qu'elles contiennent.

V. Une *sédimentation* partielle est obtenue artificiellement par l'emploi des solutions antiseptiques (de sublimé
notamment) en *pulvérisation* (spray) qui, agissant à la
façon d'une pluie fine, rabattent vers le sol un peu moins
des 2/3 des *bactéries* primitivement flottantes (les germes des moisissures non seulement semblent échapper
à cette action, mais augmentent même après les pulvérisations dans la proportion de 2 pour 1).

VI. Une *sédimentation* plus complète et plus générale, mais plus lente, est celle produite naturellement par
le simple repos de l'air des appartements ; il est nécessaire,
pour l'obtenir à son maximum d'intensité et avoir un
milieu atmosphérique presque *amicrobique*, de maintenir
hermétiquement closes les pièces à désinfecter pendant au
moins douze à vingt-quatre heures, après avoir eu soin
de mouiller très fortement le plancher et le bas des parois,
de façon à retenir adhérentes, au fur et à mesure de leur
précipitation, les fines poussières bactériennes.

Par le repos seul, on obtient une diminution des germes atmosphériques qui équivaut à 9/10.

La démonstration presque mathématique que, grâce aux appareils enregistreurs des poussières de Miquel, nous avons pu donner de l'influence constante et directe de la richesse corpusculaire de l'air extérieur sur celle de l'atmosphère des locaux fermés démontre que, si l'on veut réussir, il est indispensable de rendre aussi hermétique que possible la clôture des portes et surtout des fenêtres des pièces dans lesquelles on veut provoquer le phénomène de la sédimentation.

VII. En combinant les deux procédés de la sédimentation naturelle par repos des couches d'air et de la précipitation artificielle par pulvérisations un peu prolongées, on a grand, chance d'obtenir une *asepsie* presque idéale des atmosphères confinées, et de pratiquer ensuite la désinfection dans les conditions les plus favorables. Il faut avoir grand soin, bien entendu, de réduire à *leur minimum* les mouvements nécessités par l'opération elle-même.

VIII. La sédimentation préalable considérée comme le premier temps de la désinfection des appartements ne pourra être systématiquement prescrite et opérée que le jour où existeront dans les grandes villes des *postes sanitaires* analogues à ceux qui fonctionnent depuis longtemps déjà à Bruxelles et dans lesquels on pourra donner l'hospitalité aux familles ouvrières ou de condition moyenne qui, n'ayant à leur disposition qu'une ou deux pièces, ne peuvent les abandonner pendant vingt-quatre ou quarante-huit heures (temps nécessaire pour effectuer la sédimentation, puis la désinfection).

IX. Nous avons pu, au cours de nos analyses, contrôler quelques-uns des faits concernant le pouvoir *antiseptique* de la solution de *sublimé* à 2 pour 1000 et nous rendre compte de ceci : que, tout en donnant de très appréciables résultats, le sublimé, tel qu'il est utilisé dans la pratique (nos expériences, en effet, sont certainement, de toutes celles tentées jusqu'à ce jour, les plus pratiques), ne détruit pas, en pulvérisations ou en lavage sur les parois et le plancher, tous les germes qui s'y trouvent accumulés ; les moisissures surtout y sont particulièrement réfractaires ; cet antiseptique s'est néanmoins montré quelque peu supérieur à un produit nouveau : la *Chloroline* (chlorure de phénol incomplètement connu), donné par quelques-uns comme le plus puissant des désinfectants : nous pouvons dire ici qu'indépendamment de la question d'antisepsie le prix et surtout l'odeur autrement forte, pénétrante et persistante de ce produit, l'empêcheront d'entrer, tel quel, dans le domaine de la désinfection publique.

Tracés de poussières obtenus avec l'appareil enregistreur de Miquel

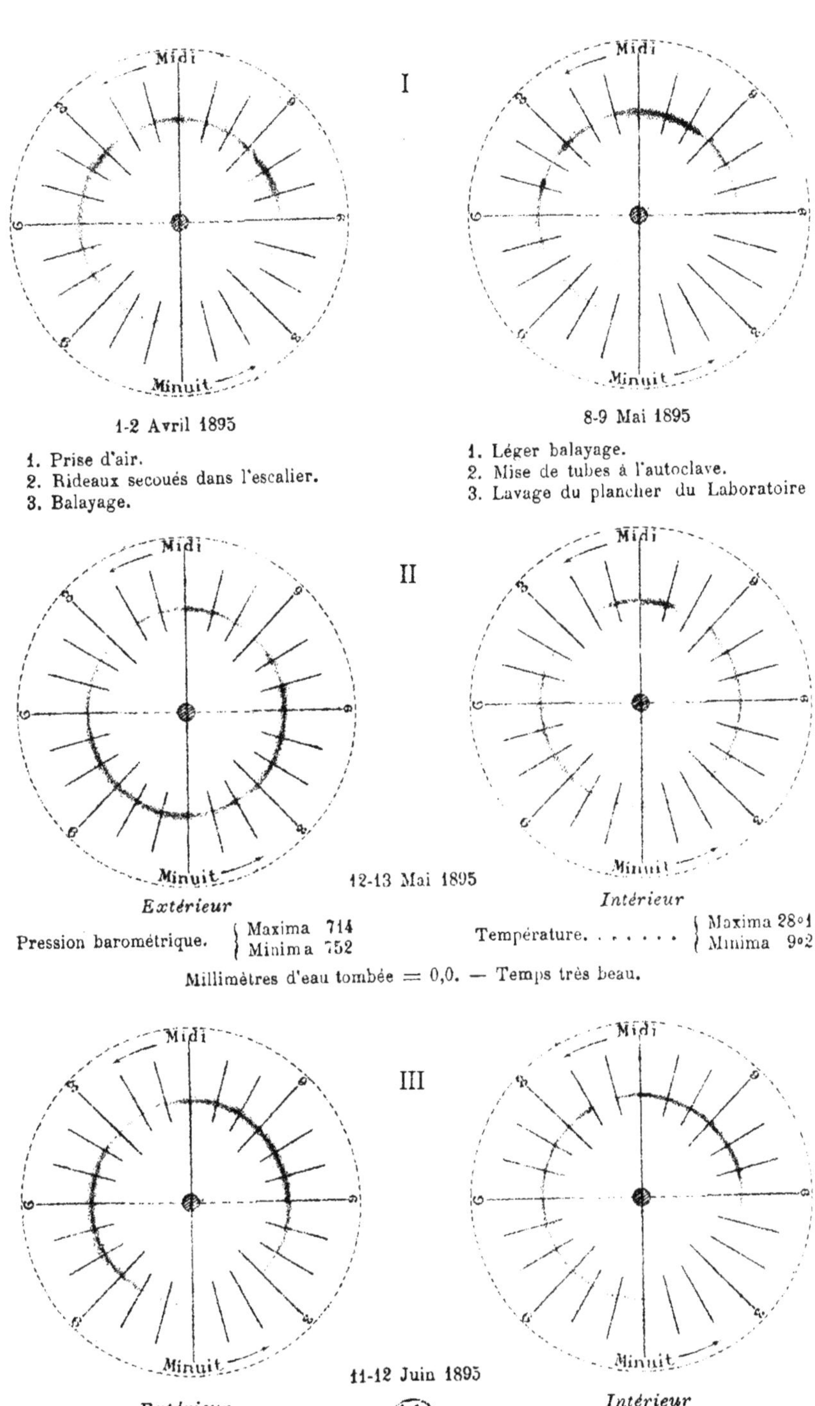

I

1-2 Avril 1895

1. Prise d'air.
2. Rideaux secoués dans l'escalier.
3. Balayage.

8-9 Mai 1895

1. Léger balayage.
2. Mise de tubes à l'autoclave.
3. Lavage du plancher du Laboratoire

II

12-13 Mai 1895

Extérieur

Pression barométrique. { Maxima 714 / Minima 752

Intérieur

Température. . . . . . { Maxima 28o1 / Minima 9o2

Millimètres d'eau tombée = 0,0. — Temps très beau.

III

11-12 Juin 1895

Extérieur

Pression barométrique. { Maxima 748 / Minima 7 5

Intérieur

Température. . . . . . { Maxima 23.2 / Minima 11,1

Millimètres d'eau tombée = 1,6. — Temps, Pluie le 11, soir. — Brouillard et pluie la nuit.

TABLE

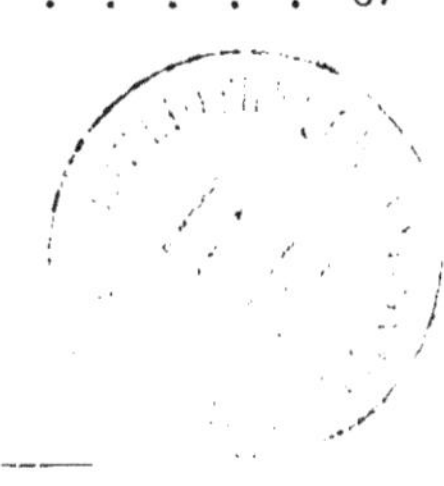

Lyon. — Imp. Pitrat Aîné, **A. Rey** Successeur, 4, rue Gentil. — 11347

9 782329 559209